PHYSIONOMIE

DES

SOURCES

DE VICHY

PAR LE Dr F. R.

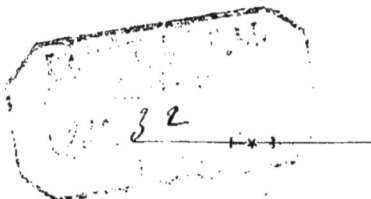

VICHY

C. BOUGAREL, IMPRIMEUR-ÉDITEUR

1880

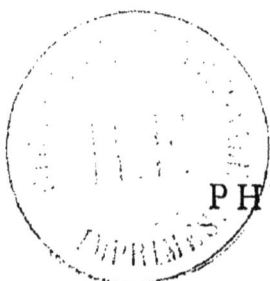

PHYSIONOMIE

DES SOURCES

DE VICHY

VICHY. — C. BOUGAREL, IMPRIMEUR BREVETÉ,

Rue Sornin.

PYHSIONOMIE

DES

SOURCES

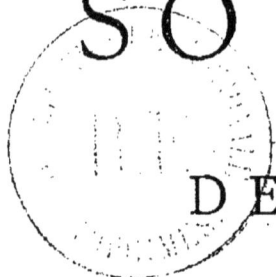

DE VICHY

PAR LE Dʳ F. R.

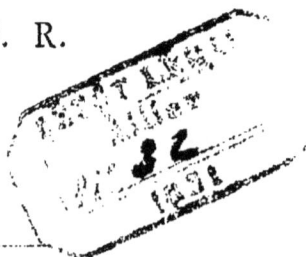

VICHY

C. BOUGAREL, IMPRIMEUR-ÉDITEUR

1881

PRÉFACE

En présentant ces lignes au public, je n'ai été mu, ni par un esprit de clocher, ni par une idée préconçue ; encore moins ai-je voulu critiquer les personnes ou les institutions. J'ai écrit ce que j'ai vu, trop heureux, si ce petit travail peut égayer pendant quelques instants les buveurs, en abrégeant, pour bon nombre d'entre eux, la durée d'un séjour qui doit parfois leur sembler trop long.

F. R.

Versailles, 1er Mars 1880.

PHYSIONOMIE DES SOURCES

DE VICHY

SOURCE LUCAS

La mode ne suffit pas, pour expliquer l'abandon dont est frappée aujourd'hui cette source de date déjà bien ancienne. Au lieu de ces jolies Bourbonnaises qui encadrent le griffon de ses compagnes, seule une petite fille de chétive apparence, et d'une propreté plus que douteuse, satisfait aux demandes peu nombreuses de sa rare clientèle. Parfois un militaire en quittant l'hôpital réclame une verrée pétillante ; quelques bonnes des hôtels voisins, dans la matinée, en exportent des carafes qui, en passant sous votre nez, vous envoient une légère odeur d'œufs pourris.

L'annexion d'une de ses voisines, la source des Acacias, en fusionnant ses eaux avec les siennes, l'aurait-elle à tout jamais privée de son action, ou le temps inexorable, lui aurait-il ravi quelques unes de ses propriétés ? Un excès de célébrité lors d'un procès à jamais fameux dans les annales de la localité, lui aurait-il fait perdre ses anciens clients ? Cependant il a été prouvé péremptoirement : que son mur mitoyen, ne laissait passer aucune parcelle de son eau ; que sa thermalité n'avait rien de commun avec celle de sa voisine, d'une température plus basse de · six degrés environ ; et ses détracteurs obstinés, n'ont pu montrer aucune filtration dans les couches de sable de son entourage. Les buveurs de notre époque ne connaissent pas son surnom ; une ou deux générations ont disparu depuis le moment où elle guérissait du mal si tenace que portait, dit-on, en Egypte, celui qui eut nom Napoléon-le-Grand.

Pour ma part, si j'étais médecin de ces thermes, et si j'avais l'honneur d'exercer à Vichy, je la recommanderais à certains malades dont le cerveau se trouve tant soit peu excité, soit par la source de l'Hôpital ou par le puits Lardy. Il serait bien à désirer, qu'au lieu de la guérite qui la surmonte on voulut bien lui créer, non un temple de gloire, mais au moins un abri décent, capable de recevoir les buveurs oublieux de son existence ou dédaigneux de sa misère.

N'est-ce pas en effet, un déni de justice de la laisser si longtemps sous le poids de l'humiliation, elle, une des vieilles sources, alors qu'orgueilleuse et superbe, s'élève, parvenue de la veille, et comme de fraîche date, sa rivale Prunelle, dont la coupole brillante fait rêver à l'Orient, et frappe les yeux émerveillés des passants, en contemplation devant sa vasque élégante.

Si, révoltée de son abandon, elle demandait à sa voisine la raison de cet oubli, celle-ci d'un air de mépris et d'un ton dédaigneux ne lui répondrait-elle pas :

Eh ! ma mie, pour être quelque chose dans ce bas monde, la valeur personnelle ou réelle ne suffit pas ; il faut être soutenu par la renommée, qui, pour nous autres, se traduit par force prospectus.

Imitez-moi, ma chère, bannissez à tout jamais votre sotte modestie, faites du bruit, de la réclame ; prenez pour protecteur un puissant du jour que n'arrête aucun obstacle, et, payant d'audace, proclamez-vous souveraine pour les maux présents comme pour les maux futurs ; à ce prix seul vous serez choyée, recherchée, caressée. On vous expédiera en bouteille, on vous boira en quart de verre, et sur vos flancs sera collée une étiquette brillante, destinée à énumérer toutes vos vertus thérapeutiques ; pourvu toutefois qu'un zèle par trop exagéré n'y ajoute pas celles dont vous êtes complétement privée !

Ce conseil d'une voisine fortunée, donné sans arrière pensée, et dans l'intérêt seul de la pauvrette, ne l'a pas encore convaincue ; elle se borne à faire bonne grâce à ses visiteurs, à maintenir sa température à 29°, en répétant le dicton : La patience est la vertu des sages et des forts.

SOURCE DE LA GRANDE-GRILLE

Avec quelle peine les derniers buveurs quittent cet enfer, quand l'heure déjà avancée, force à fermer les grilles de cette source odorante, où tous les visiteurs espèrent recouvrer la force et la santé !

Voyez cette longue file à face blême, morne et prostrée, que n'excite, ni le désir d'un excellent déjeûner, ni le plaisir d'un dîner aux mets nombreux et par trop variés ! Comme les jambes amaigries se refusent à porter ces foies trop volumineux et ces viscères abdominaux engorgés de longue date ! Une oreille un tant soit peu exercée, reconnaîtrait à distance, au son criard et monotonément cadencé, ceux que le besoin pousse autour de cette margelle en pierre, protectrice naturelle contre le flot des assaillants sans cesse renouvelé.

Sur ce genre de malades, le temps brumeux ou froid produit des effets très-divers : tous paraissent plus décolorés ou plus découragés, selon l'influence générale de l'atmosphère dont ils sont entourés. Le soleil vient-il à percer à travers un nuage de Juin, ou un brouillard déjà froid de Septembre, aussitôt ces physionomies s'animent, elles vous paraissent moins jaunes, le teint plombé de ces malades semble être remplacé par une coloration assez vive ; la joie ranime ces organismes fortement ébranlés, le beau temps les réveille, et les empêche de s'assoupir sur les bancs de la longue et vaste galerie où s'administre cette eau chaude.

Là, se pressent les représentants de tous les peuples, là se parlent toutes les langues. L'Espagnol au gracieux sombrero, coudoie le Mexicain à la veste richement brodée ; le Turc au fez démonétisé, se rencontre avec le Persan au bonnet pointu et aux manières élégantes. Dans cette foule aux viscères abdominaux hypertrophiés, et souvent depuis de longues années troublés dans leurs fonctions, règle générale, on observe une difficulté très-grande de la respiration.

Si, adossé à la balustrade où s'ouvrent les bureaux de l'Administration, vous regardez cette cohue maladive enjambant les quelques marches du Puits Chomel, que de soupirs vous entendez, que d'efforts pénibles vous constaterez à l'escalade de ces nouvelles colonnes d'Hercule ; que de regrets enfin, articulés par quelques malheureux ictériques, à bout de forces et bien souvent de courage ! Trop heureux quand pareil effort ne provoque pas un retour de colique hépatique ou ne réveille pas une douleur néphrétique endormie depuis le matin !

Sur ces faces transformées par la maladie, la teinte jaune donne une gamme des plus complètes et comme la palette de l'artiste le plus habile ne

saurait en produire. Vous passez en quelques
secondes du bistre le plus pur au jaune serin le
plus beau, de l'ambre transparent à l'ocre de la
terre de Sienne.

Dans le regard de quelques-uns, aux cheveux
noirs, aux yeux brillants, il y a du machiavélisme ;
et pour peu que la galerie soit assombrie par la
chute du jour, une imagination un peu vive, ou
un tant soit peu exaltée, croit retrouver un Othello
accoudé à son balcon, ou un nouveau Louis XI
suivi de son compère Tristan.

A la Grande-Grille certains couples se traitent
en commun, la femme n'hésite jamais à avaler
d'un seul trait l'eau fumante de cette source
tumultueuse ; il lui faut par contre, exhorter,
gronder, encourager son Auguste ou son Charles
souvent récalcitrant ; elle doit le forcer d'un geste
et d'un ton impératif, à absorber vivement ce
breuvage qu'il ne prend jamais qu'avec une
lenteur désespérante, et par gorgées trop espacées.

Sur plusieurs des bancs peinturlurés de vert,
des femmes à la lèvre supérieure ornementée
d'une moustache bien accusée, passent le temps
à tricoter ; leurs voisins du sexe fort, tirent
continuellement leur montre du gilet où elle
repose, la comparant sans cesse avec l'horloge de
la galerie, mus par la crainte d'éprouver une
minute d'avance ou une seconde de retard dans
l'opération capitale de l'absorption des verres ou

des demi-verres prescrits à la consultation de la veille.

Ici sont groupés les vrais malades de Vichy, les sérieux comme on les dénomme ; visage, mains, conversation tout y est jaune.

La preuve se résume dans ce bout de dialogue : « J'ai été plus jaune. » — Impossible, bonne amie ! — « J'étais presque capucine. » — Comment ? et vous voilà fleur de pêche ?

Là-dessus on avale un verre de l'eau bouillante, on continue ses habituelles confidences, sur le sommeil, l'appétit, la digestion ; trop heureux si on tombe sur un voisin ou une voisine sachant vous tenir quitte de toutes les phases de cette opération !

Deux types distincts se rencontrent à perpétuité aux abords de la source : les gras et les maigres ; là se renouvelle l'éternelle question : Pourquoi votre médecin, chère belle, vous envoie-t-il boire la Grande-Grille ? — Pour engraisser, ma chère, et vous ? — Pour maigrir.

Et chacune de nos interlocutrices de lever les épaules et de s'écrier à l'unisson : Qui trompe-t-on ? Je le changerai, mon Esculape.

A nous de répondre pour ce pauvre praticien calomnié et vilipendé.

Vous, madame, vous êtes adressée ici pour une hypertrophie du foie ; croyez mon expérience, vous vous trouverez bien de suivre en tout point,

les conseils de la science. Quant à votre amie,
c'est pour une dyspepsie qu'elle boit cette eau à 41°,
et son foie mesuré avant son départ de Vichy,
aura regagné les 2 ou 3 centimètres par lui perdus
depuis longtemps ; à la fin de la cure revenu à sa
forme et à son état normal, l'économie chez vous
par ce fait recouvrira alors son équilibre détruit
peut-être depuis plusieurs années. A un premier
conseil, permettez-moi, madame, d'en ajouter un
second, vous buvez à la Grande-Grille, elle vous
réussit, m'avez-vous dit ; ne l'abandonnez pas
pendant tout votre traitement ; contentez-vous de
cette unique source lors de votre saison de Vichy,
et surtout, n'en buvez plus quand vous aurez
quitté ces thermes. Singulier conseil, allez-vous
me répondre, il me faut donc vous expliquer mon
idée ; aussi je viens de suite au fait.

Autant les eaux minérales chaudes, et la source
en question est le type du genre, réussissent aux
buveurs, prises à leur point d'émergence, autant
elles ont peu d'action transportées à domicile ;
c'est un axiome dont malheureusement bien peu
de praticiens, soit ignorance ou négligence, ne
tiennent pas assez compte.

Aussi pour compléter votre traitement, dussiez-
vous désobéir à votre médecin ordinaire, ne
prenez que des sources froides, d'un transport
facile et exemptes d'altération ; rappelez-vous que
les sources chaudes après un court trajet, ne

représentent plus qu'une pâle contrefaçon de leur action sur place.

Votre choix se fera donc, entre les sources Larbaud et Hauterive ; adoptez Saint-Yorre ou Larbaud aîné pendant tout l'hiver jusqu'à votre retour ; et surtout ne vous départissez sous aucun prétexte de cette règle de conduite.

Un médecin étranger à la localité vient-il à demander quelques renseignements médicaux sur le genre de maladies soignées par son collègue à la station thermale, ce dernier ne manque jamais de lui adresser la réponse suivante : Honoré confrère, allez aux sources à l'heure où nos clients ont l'habitude de boire ; observez les visages épanouis des adeptes des Célestins, voyez les mains décharnées tendues à la rotonde de l'Hôpital, regardez ces corps abattus et ces êtres pensifs se traînant vers la Grande-Grille, et un clin d'œil suffira à votre esprit exercé, pour lui en apprendre bien davantage, que la lecture d'une foule de traités spéciaux d'hydrologie. Oui, la promenade aux sources principales doit-être faite par tout médecin désireux de connaître par lui-même les malades tributaires de Vichy ; le temps employé à pareille étude, n'est certes pas un temps perdu ; car il donne rapidement et sûrement la mesure des ressources de cette station. Ce simple aperçu physiologique dit bien plus que les descriptions les mieux faites et les observations les plus exactes.

SOURCE CHOMEL

Est-ce par conviction pour des vertus thérapeutiques ayant de grandes analogies avec Saint-
Honoré, Enghien ou Pierrefonds, ou est-ce pour
complaire à un gracieux minois que l'on a doté le
puits Chomel d'une action spéciale sur les voies
respiratoires? Je ne le puis dire, mais sans doute
en gratifiant cette source de sa spécialité, un
galant Esculape, peut-être un successeur du
doyen de la Faculté dont elle porte le nom, a
voulu au milieu du monde élégant de cette station,
faire ressortir toute la grâce du beau sexe, dans
les poses qu'il lui faut adopter pour se gargariser
avec succès.

A une Française seule, ou à une Brésilienne
au teint mat, appartient exclusivement le secret
de trouver une posture capable de faire ressortir
la souplesse des reins et les fins contours d'une
taille de guêpe.

Penchées ou plutôt pliées en deux, la tête
fortement rejetée en arrière, dans cet acte tout
vulgaire, certaines femmes tenteraient un sculpteur
exercé ; ces poses se voient, elles ne se décrivent
pas.

Les hommes, venus aussi pour y soigner des affections du pharynx concomitantes avec d'autres maladies tributaires de Vichy, s'y montrent roides, gauches, dans toutes leurs manières ; ils offrent un dos saillant à quiconque les regarde, et une colonne vertébrale par trop rigide. Il est probable que sans trop se l'avouer, ils ont conscience de leur infériorité, car nous les trouvons toujours retirés dans leur coin, se livrant méthodiquement à un lavage pharyngien, dont on surprend, en passant, le glouglou par trop prosaïque.

Puits des silencieux, destiné aux prédicateurs et aux institutrices occupés à gargariser leurs bronches. La coquetterie se trouve bannie de cet endroit : on a mal à la gorge ; les hommes ont le cou enveloppé d'un foulard, les femmes le protègent avec la gaze de leur chapeau, là règne une politesse froide et compassée.

S'il nous était permis de formuler un vœu, nous demanderions pour ce genre de patients, non la salle spéciale récemment construite à Allevard, où les malades tout en restant assis procèdent lentement et en toute facilité à un lavage méthodique de l'arrière-gorge, mais au moins un abri spécial du genre de celui de Saint-Honoré, espèce de refuge assez primitif, capable cependant de soustraire les opérateurs aux regards indiscrets du public.

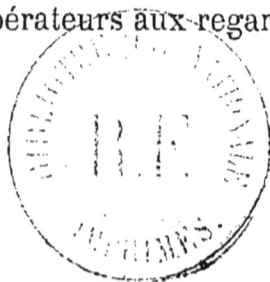

SOURCE MESDAMES

Les baigneurs inconstants, les sceptiques par genre, viennent tourner autour de cette source ; d'autres adressés par un médecin étranger à la pratique thermale, y boivent au lieu et place de Lardy ; des malades peu fervents s'ordonnent de leur propre autorité cette boisson ferrugineuse, correctif obligé de l'Hôpital ou réparatrice forcée de la Grande-Grille. Tout un chacun passe prestement devant la vasque légèrement marquée d'un dépôt ferrugineux ; à peine s'arrête-t-on près de la baigneuse à la casaque de toile rayée, on oublie de lui envoyer un sourire de connaissance ; il n'y a pas de croyance bien marquée chez ces buveurs aux habitudes volages, aux opinions indécises.

Ceux qui l'absorbent pour la plupart, ne connaissent pas la longue étape par elle parcourue pour arriver à l'endroit où ils la trouvent. Ils s'inquiètent bien peu d'être fixés sur son point d'émergence ; ne demandez pas aux ingrats qui s'en servent d'où elle sort, d'où elle vient. Peu leur importe son captage ; on doit boire l'eau de Vichy, celle-là se trouvant sous la main, on en profite, on s'en sert, avec le seule idée de se promener de Naïade en Naïade, en réclamant de chacune un nombre illimité de gorgées.

Un flâneur ou un collégien en vacances en quittant la galerie, se croyant obligé de goûter à la source lui adresse pour remercîment une grimace significative, et rend vivement le gobelet à la préposée de l'Administration. A peine peut-on y saisir un bout de conversation, hommes et femmes s'y serrent la main en se disant : à tantôt, au parc, au Casino. Boire rapidement, s'en aller de même, tel est le mot d'ordre de ces fugitifs passagers.

Parfois un beau danseur papillonne auprès de fillettes blondes, en obtient une polka pour le bal du soir, ou l'espoir d'une valse ; deux jeunes mariés chuchottent en tête-à-tête, se faisant part de leurs rêves, et se berçant de douces illusions.

Grâce à son abri protecteur, les marchands ambulants forcés par le mauvais temps d'attendre une éclaircie pour étaler leurs séductions aux yeux des promeneurs, s'entretiennent, au pied de la balustrade, de la vente de la saison, déplorent la rareté des acquéreurs, la cherté des vivres, traitent du cours des célèbres couteaux de Thiers, des cotonnades du pays, de l'imagerie d'Epinal, des broderies des Vosges et des sabots de l'Auvergne.

Là, se font les marchés au comptant et à terme ; entre deux averses, se brassent les affaires, et si ces petits négociants ne connaissent pas la bourse du soir, au moins savent-ils se servir de ce coin de bâtiment pour régler leurs comptes et constater leurs gains.

SOURCE DU PARC

Dis-moi, petite fontaine, pourquoi tu es tant et tant délaissée? Autrefois je t'ai vue si entourée, si choyée ! Pourquoi plus de ces cercles où mille propos joyeux se débitaient autour de ton griffon? Est-ce ton odeur tant soit peu désagréable qui aurait éloigné tes abonnés, ou ton gaz acide carbonique par trop condensé, aurait-il trop souvent surexcité le cerveau de tes habitués? Explique-moi ce désert autour de ce pavillon agrémenté de parcelles brillantes, et dont le soleil se charge de réfléchir les rayons sans les ombres. L'esprit humain est ainsi fait, qu'il est toujours tenté d'aller chercher au loin le bonheur ou la santé, alors qu'il l'a sous la main. — Tu subis sans doute le sort commun, l'oubli; à toi s'applique le dicton: Nul n'est prophète en son pays. — Malgré ton utilité incontestable, en te laissant humblement conduire à l'établissement des bains, tu as perdu par là jusqu'à ton renom d'efficacité ; l'exportation te faisant défaut, tu deviens la compagne obligée du Sichon chargé de mitiger ton action bienfaisante. Pour expliquer le mystère de ta désertion, vainement je me creuse la tête ; j'en suis réduit à l'attribuer à tes grondements sourds et inter-

mittents, produits par l'expansion de tes gaz, et
que dans un jour d'orage aura entendus un buveur
timide ; surpris, il aura semé l'alarme en te taxant
de démoniaque.

Au lieu d'être au centre du mouvement peut-
être devrais-tu t'isoler ; il te faudrait sans doute
l'ombre et le mystère, car en te voyant sans cesse
devant ses yeux, la foule des promeneurs t'enlève
sa confiance, cette qualité souveraine de tout
remède. Demande donc à un habile ingénieur de
te faire quitter l'allée des Platanes, en changeant
le lieu de ton débit, peut-être recouvreras-tu la
renommée ?

Surtout, nymphe désolée, bannis tout désespoir,
raidis-toi contre le sort, je te prédis de meilleurs
jours, car la foule inconstante reviendra de son
erreur. Confiante dans l'avenir en attendant la
fortune, laisse jouer autour de tes grillages les
enfants des maisons voisines ; supporte les
incartades de ces petits tyrans et ne refuse jamais
une verrée au passant désireux de te connaître.

Si j'en crois mes pressentiments, le temps n'est
pas loin où un médecin ami, te tendant une main
secourable pouvera, et cela très-facilement, la
supériorité de tes principes ferrugineux sur le fer
Bravais, fût-il dialysé, en démontrant du même
coup, combien ton arsenic à dose homœopathique,
l'emporte sur la préparation de Fowler et surpasse
en action celle de Pearson.

SOURCE DE L'HOPITAL

Est-ce bien sa position en face l'établissement civil, le hasard, ou un jeu malin de quelque médecin caustique, qui l'a dotée de ce nom ? Sans pouvoir résoudre la question, reconnaissons toutefois que la clientèle nombreuse dont elle est dotée semble recrutée parmi ces malades qu'une grave affection à retenus de longs mois sur un lit de misère, et l'anémie profonde gravée sur ces pâles visages, dénote sans fard aucun, le mal qui les accable. Religieuses de toutes communautés, novices de la vie cloîtrée, jeunes femmes aux habits de deuil, blêmes figures sur lesquelles le chagrin ou une fatigue profonde a imprimé d'un sceau indélébile son action dépressive, rien ne manque pour donner au tableau l'aspect de la désolation morale. Aussi avec quelle lenteur ces buveurs et ces buveuses absorbent le verre tendu par les femmes coquettes, préposées à cette source ! Mais il faut boire son eau, et chacun sous une moue plus ou moins significative de cacher sa répugnance souvent déguisée par un amer sourire.

Là, toutes les précautions sont prises, pour éviter l'action du froid du matin chez des êtres

débiles et facilement impressionnables ; femmes
et hommes ne s'aventurent jamais sans entourer
leur poitrine de lainages aux couleurs variées, et
il n'est pas de vêtements assez chauds, pour
abriter du moindre zéphir ces frileux maladifs.
Le vent le plus léger rend livides leurs lèvres
décolorées, l'air frais, compagnon de l'aurore,
fait grelotter ces corps affaiblis et impressionne
désagréablement leur sensible épiderme.

Avec quel ordre et quelle méthode les donneuses
d'eau aux vêtements uniformes, procèdent à la
captation de la boisson, au lavage du verre, à la
distribution, alors que, vers trois heures, par un
beau soleil de Juillet ou d'Août, la foule des
adorateurs de ce jet turbulent, encombre les
bancs, les escaliers, et tous les abords de la
source. Point de passe-droit, chacun à son tour.
Une œillade ne suffit plus à une intéressante
chlorotique, pour s'affranchir d'une place imposée
par le sort, une douce parole n'avance pas le rang
assigné à la buveuse par son tour d'arrivée, et la
perspective assurée d'un pourboire plus fort à la
fin de la saison, trouve là une distributrice
impassible et inaccessible à toute transaction.

Aussi, quand une main furtive tend à glisser
un verre en cristal taillé ou enguirlandé de mille
motifs, et sur lequel s'étale une initiale blasonnée,
avec quel sourire malin la gardienne le repousse,
pour remplir celui d'une voisine plus modeste,

mais dont le tour est arrivé ; ce simple avertisse-
ment suffit à la présomptueuse, pour rentrer dans
l'ordre et se résigner à l'égalité. Sur tous ces
visages règnent la naïveté et la franchise,
beaucoup de prêtres viennent pour rétablir leur
estomac fatigué par des jeûnes ou par des voyages
lointains dans des pays de l'extrême Orient.
Militaires ou missionnaires, chacun y raconte
simplement les actions d'éclat ou de générosité
accomplies dans le cours d'une carrière honorable.
De la bouche des premiers, s'échappent quelques
jurons en souvenance d'un fait glorieux, les
religieux se contentent de sourire, et chacun de
boire à la santé de son voisin.

Au ton des buveurs, à la manière dont tout un
chacun réclame la boisson, on peut, avec un peu
d'observation, en reconnaître les professions. Le
marin présente son verre d'une voix brève, impé-
rative, accompagnée d'un geste roide, il semble
encore commander la manœuvre ; l'oriental imbu
des idées du Coran, voit des esclaves, dans ces
jeunes filles emprisonnées dans une élégante toile
de Vichy, l'abbé réclame son tour d'une voix
onctueuse et douce, le maître d'école, le professeur
y sont sententieux, le magistrat toujours dogma-
tique, et l'homme de loi se croit forcé d'y conserver
son langage technique.

SOURCE LARBAUD

Tout amateur du nouveau Parc, dans ses
excursions habituelles, vient-il à longer le boulevard
des Célestins, ne peut détourner ses regards d'un
bâtiment tout neuf, parfaitement construit et
admirablement aménagé, situé à quelques pas des
sources de ce nom. Ce bâtiment précédé d'une
fontaine élégante d'où émerge une eau minérale
longtemps inconnue, longtemps délaissée des
buveurs, aujourd'hui fêtée et choyée, comme une
sœur toute jeune arrivée aux anciennes ; et cela,
après une longue attente, et les péripéties d'un
enfantement mouvementé, et des plus laborieux.
Cette nouvelle née, captée à mille mètres de ses
compagnes pendant de nombreuses années, servait
à l'exportation seule ; un maigre filet d'eau sortant
d'un jardin inculte, en décèlait l'existence, ou
plutôt attestait la lutte par elle soutenue pour
obtenir une autorisation tardive d'être livrée à
la buvette.

Comme tout vient à point à qui sait attendre,
à l'heure actuelle, elle est déjà pratiquée par des
malades heureux de trouver à leur proximité,
des bains et tout leur accessoire à un prix modéré,
voire même un service complet d'hydrothérapie

en concordance avec les ressources des bourses les moins garnies.

Quant au maitre de céans, tout rayonnant de joie, il attend ses pratiques un prospectus en main, offrant, avec toute la grâce imaginable, à chacun, outre le verre d'eau traditionnel, de narrer l'histoire des péripéties sans fin de sa découverte, attestant, et au besoin démontrant les 15 degrés de température de la source, sans oublier sa minéralisation égale sinon supérieure à celle de ses congénères. Certains élégants, clients assidus des Célestins, se décideront peut-être un jour, à grossir la foule de ses adorateurs. Pour ce faire, l'heureux propriétaire devrait ornementer un peu son entrée, surveiller le costume et l'aspect un peu trop sévère des auxiliaires de sa Naïade, et vienne la saison prochaine, on en approchera, par curiosité d'abord, plus tard par habitude, par conviction en dernier lieu.

SOURCE DES CÉLESTINS

A cette source se donnent rendez-vous les types qui déjà fréquentaient ces thermes du temps de la spirituelle marquise de Sévigné ; mêmes démarches, mêmes prestances. Mais au lieu des grands seigneurs qui seuls, à l'époque

où la mère de Madame de Grignan habitait son
pavillon de Vichy, avaient le privilége de la goutte
aigüe, vous y trouvez, dans ce siècle peut-être
par trop égalitaire, le négociant enrichi dans le
commerce des vins, le banquier qui s'est substitué
au fermier général, l'homme de lois dont la riche
clientèle, reconnaissante de ses bons soins, a par
trop fatigué les organes digestifs, en toasts
électoraux ou en banquets d'actionnaires. Et dire
que tous ces gens qui dans la vie ordinaire
tiennent si bien les comptes de leur livre de
caisse, en mettant une régularité parfaite dans la
balance des entrées et des sorties, sont tout
déroutés, lorsqu'il s'agit de leur propre compta-
bilité ! C'est pour avoir trop négligé l'équilibre de
leur recette et de leur dépense alimentaires, que
vous les voyez, d'un pas pesant et lourd, s'approcher
verre en main, de la Naïade qui doit leur rendre
aussitôt rétablis, la possibilité de reprendre le
genre de vie habituelle, cause directe de leur
venue sur les bords verdoyants de l'Allier. Avec
quelle ponctualité tous se rendent au rendez-vous
de 9 à 10 heures du matin et de 2 à 4 heures du
soir ; ils progressent lentement et avec une
méthode inouïe, se placent en regard des trois
Grâces, dont deux hélas, ne fonctionnent qu'au
moyen d'une pompe, triste résultat sans doute de
leur vieillesse ; le temps inexorable ne respecte
pas même les sources ! On les surprend parfois

sous le pavillon de bois, occupés à étirer leurs membres, ou à faire craquer leurs articulations ornées de tophus nombreux ou de nodosités d'une commune origine. Admirez cette collection de ventres exubérants, cette rotondité de formes par trop développée, que traînent avec elles des femmes encore jeunes ; arrêtez-vous, s'il vous plaît, devant ces faces rubicondes, épanouies au pied d'un platane de l'avenue des Célestins, et sans savoir où se portera cette foule, vous pouvez, vous profane, lui indiquer son chemin. C'est surtout au pied de la masse d'Aragonite surplombée par les débris du vieux cloître, que se rencontrent des fanatiques du devoir et de l'exagération. N'ai-je pas entendu au sortir même de la Grotte, un robuste vieillard se vanter d'avoir absorbé jusqu'à dix verres de cette source si merveilleuse. D'autres, scrupuleux jusqu'à l'excès, n'osent franchir de la moindre goutte la prescription quelque peu cabalistique du quart de verre gradué, s'arrêtent à chaque gorgée, regardent d'un air d'effroi le résultat de leurs prouesses, en nivelant du regard et du geste cette eau fatidique ; ils la toisent, en regardant perler ses moindres bulles, tant ils craignent et redoutent d'avoir involontairement franchi la ligne de démarcation de leur traitement du matin ou du soir. Une coutume du siècle dernier perdue à cette source comme à celle du Pavillon à Contréxeville, consistait à faire chaque jour à une canne, un nombre de crans correspondants au total des verres ingérés ; à la fin de la saison, ce bâton pouvait passer pour le Grand-Livre des quantités absorbées. A l'époque de l'immersion à outrance, comme nous l'a dépeint l'auteur des lettres sur Vichy, pour se conformer à l'inflexibilité de la règle qui forçait certains malades à boire, douze, quinze et même trente verres dans la matinée, chaque patient se munissait d'une branche de saule cueillie aux bords du Sichon sur laquelle se trouvait autant de feuilles qu'il devait boire de gobelets. Chaque opération terminée, le malade arrachait, tout comme le font encore à la marguerite les jeunes amoureux, une feuille du rameau, transformé en baguette.

Au salon réservé, sur les chaises de paille, trônent les anciens beaux : ils causent l'ombrelle à la main et sont toujours gracieux ; toilette soignée mais un peu surannée : veste d'alpaga noir, gilet pantalon et guêtres en toile blanche ou en nankin introuvable, cravate de foulard bleu à pastilles blanches ou rouges uniformément nouée à la Colin. Ces charmants goutteux ne manquent jamais de faire passer les buveuses avant eux, se contentant, pour tout remercîment, de tourner à la beauté un compliment souvent entendu et bien souvent redit.

Dans cette société de choix il est interdit de se rendre aux Eaux avant le mois de Juillet, et pas

un de ses membres sous peine de se déshonorer
ne doit y rester après la fin d'Août. La raison
véritable n'est pas une simple question de genre,
elle découle d'un devoir : ne faut-il pas être à son
poste pour l'ouverture de la chasse? Pour fêter
dignement saint Hubert on jette, le premier
Septembre, crosses et béquilles sans oser les
laisser suspendues à la grotte, comme des ex-voto ;
on craint trop d'avoir à les reprendre après les
excès cynégétiques de l'automne.

Depuis plusieurs années on peut remarquer
moins d'empressement autour des trois sources :
la Grotte est délaissée et ses deux sœurs sont
moins courues. L'eau cependant n'est pas changée ;
elle n'a perdu aucune de ses propriétés, et si son
débit a un tant soit peu diminué, il suffit encore
aux besoins de tous ses clients, fussent-ils
diabétiques avancés ou graveleux invétérés.
Accusez plutôt de cette désertion la prédominance
des idées de certains médecins convaincus de la
facilité de l'expédition et du transport des sources
froides, et persuadés que, dorénavant, elles doivent
aider seulement à parfaire la guérison commencée
et très-avancée par l'action des eaux chaudes bues
à leur source même. Si telle est la vraie raison
du vide remarqué, soit aux Célestins, soit au Parc,
soit à Lucas, rendons-en grâce, non aux Dieux,
mais à la perspicacité des praticiens, et aussi à
la docilité des souffreteux si faciles à convaincre.

SOURCE LARDY

Source par excellence des névropathes, rendez-vous général du sexe faible, des filles au teint blême, autour d'elles se montrent très-peu d'hommes, fussent-ils Auvergnats. Tous les systèmes nerveux ébranlés par la maladie, excités par la douleur, à certaines heures du jour encombrent le chapeau de chaume protecteur de cette eau. Les femmes qui s'en approchent ont des mouvements saccadés, de temps en temps elles laissent échapper des rires stridents ; des paroles brèves s'échangent entre des malades aux rides prononcées avant l'âge, à la main crispée au gobelet chargé de recevoir la boisson. Pourquoi ? Regardez tous ces visages ; quel contraste avec ceux des Célestins ; tous ceux-ci sont anguleux, pâles, décolorés ; les autres ont aux mains un reflet de leur joyeuse vie, un reste de belle humeur, un semblant de jeunesse. Aux extrémités potelées des uns, se substituent des phalanges décharnées ; le sourire amer remplace le rire sorti d'une poitrine puissante et soutenue par de robustes poumons. Si chaque buveur des Célestins se munit par habitude ou par genre d'un journal, et pousse la patience jusqu'à en lire les faits divers ou à méditer dans une douce quiétude la fluctuation des valeurs en bourse, à Lardy on ne lit pas : le *Charivari*, le *Figaro* y sont inconnus. Des livres d'heures, de cantiques, la *Vie des Saints*, remplacent les feuilles quotidiennes ; tout au plus ces maladives passagères se permettent un ou deux points de crochets ou une broderie au canevas bien souvent interrompue.

Dans ce petit coin de terre d'où jaillit la source, comme tout convie à la gaîté ! Quel riant paysage encadré par les premières montagnes du Forez et la grande cîme des Dores, limité par les derniers méandres de l'Allier miroitant çà et là dans un océan de verdure, d'où s'élèvent des monticules couverts de vignes luxuriantes et d'arbres fruitiers tentateurs.

Observe les effets d'une lumière se dégradant de plus en plus à mesure que le soleil baisse à l'horizon ; vois comme avant de quitter les côteaux voisins, il empourpre encore leur sommet, comme s'il regrettait lui aussi d'abandonner ceux qu'il éclaire en les comblant de sa bienfaisante chaleur.

Contemple, pauvre désespérée, ces prairies sans fin, où paissent paisiblement des bœufs blancs aux longues cornes ; regarde cette nuée de pêcheurs toujours pleine de confiance, écoute pendant quelques minutes les propos joyeux et grivois de ces lavandières agenouillées à tes pieds, dis-moi alors si le Créateur de ce luxuriant horizon ne te doit pas pour adoucir tes souffrances un regard

de son infinie commisération ? Ce regard, sache
donc le saisir car il te l'offre sous la forme de ce
breuvage crépiteux aux mille bulles de gaz,
présenté par une gracieuse habitante de ce pays
privilégié, où l'on vient d'abord pour se guérir,
où on retourne par un souvenir de reconnaissance
et d'où on ne peut plus s'arracher quand l'heure
du départ a depuis longtemps sonné !

SOURCE DUBOIS

Quant à la nouvelle source dite Dubois, placée
dans une cour du vieux Vichy, si elle tient seulement une partie des promesses annoncées dans
une ou deux analyses signées d'auteurs très-
inconnus, confirmées en termes peu français, sur
un registre graisseux, par d'heureux mortels
guéris par ses vertus ; véritable bouteille de
Cagliostro, nous la verrons sous peu faire
concurrence à Chatel-Guyon, en accaparant à
elle seule la clientèle de cet établissement.
Portant plus haut ses visées, elle appellera à ses
pieds les malades atteints de laryngite ou de
bronchite chronique, aujourd'hui forcés de se
rendre aux Pyrénées, ou contraints de subir à
Pierrefonds une saison de pulvérisation.

Si tous les souffreteux n'y courent pas encore

c'est qu'ils attendent sans doute et des temps
meilleurs, et des renseignements plus précis.

Malgré l'ornementation de nombreuses variétés
de fleurs indigènes, et une plantation d'arbres
clairsemés destinés à recouvrir et à protéger le
puits ; malgré les avances de la sorcière préposée
à sa garde, et dont les oracles sont aussi énigma-
tiques que ceux de la pythonisse de Delphes ;
malgré le boniment du propriétaire, peu de buveurs
croient au programme offert à tout venant, tous
laissent l'expérience se prononcer sur les propriétés
spéciales criées à l'entrée de l'enclos.

Pourquoi ces physionomies si différentes se
trouvent-elles toutes réunies sur un si petit
espace ? Pourquoi ces maladies si diverses se
donnent-elles rendez-vous près des bords de
l'Allier non loin de l'embouchure du Sichon ?
Pourquoi enfin ces formes si nombreuses d'états
organo-pathologiques se rencontrent-elles accu-
mulées sur ce terrain fréquenté déjà par les
Romains qui, ne connaissant probablement que
les sources chaudes, le désignait par le nom de
« *Vicus Callidus* » ? C'est que nulle eau, sans
doute, en France, ne peut s'utiliser pour des
cachexies si multiples : goutte, gravelle, anémie,
affections du foie ou des organes digestifs, trouvent
la guérison auprès de ces thermes qui jouissent

de la rare propriété de pouvoir réunir les sources froides aux sources chaudes, les sels alcalins les plus puissants aux ferrugineux les plus actifs aux arsenicaux les plus utiles.

Comparez-les aux sources similaires : Contrexeville, Pougues, Evian, Vals même. Chacune d'elles, n'en déplaise à ceux qui les exploitent, les prescrivent ou les fréquentent, ne peut améliorer ou guérir qu'un nombre très-restreint de maladies ; le domaine de Vichy s'étend sur une grande partie de la Pathologie ; de là sa vogue toujours croissante si bien justifiée par ses succès sans nombre, et ses résultats au-dessus de toute contestation.

Le climat de Vichy permet de prolonger en automne une cure commencée tardivement et pour laquelle les malades n'ont pu se rendre plus tôt à ces thermes désirés. On ne connaît pas assez le temps splendide de septembre, encore moins comprend-on les avantages à réaliser dans cette période de l'année, exempte des fortes chaleurs de l'été et soustraite aux froids et à l'humidité de l'hiver.

On croit généralement qu'ici toute espèce de traitement doit s'arrêter à la fin d'Août, ce terme étant la limite des sources analogues à Vichy, on peut efficacement user des eaux jusqu'au milieu d'octobre ; il serait même à désirer que malades et médecins en fussent convaincus.

A Contrexeville, dès le 25 Août, il faut endosser

les vêtements d'hiver ; à Vals, en Juillet et en Août, on brûle au fond d'une gorge surplombée de rochers granitiques ; viennent les premiers jours de septembre vous êtes transis sur les bords de la Vologne et pris pour ainsi dire dans une atmosphère glacée. Evian, à la même époque, a à subir les tempêtes du lac de Genève. Pougues, à ce moment, se trouve noyé dans les froides vapeurs de son sol humide.

Le thermomètre, à Vichy, pendant l'arrière saison, descend rarement au-dessous de 15°, il reste longtemps entre 20° et 22°. De ce fait bien constaté et compris, ressort un enseignement : de reporter plus tard, dans l'année, la clôture des établissements chargés d'abriter les baigneurs et destinés à les soulager.

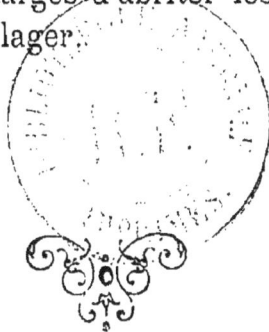

Vichy. — C. BOUGAREL, imp. brev., rue Sornin.